Pour Melchior qui se laisse chaque soir,
avec bonheur, emporter dans le sommeil.
F. R.-F.

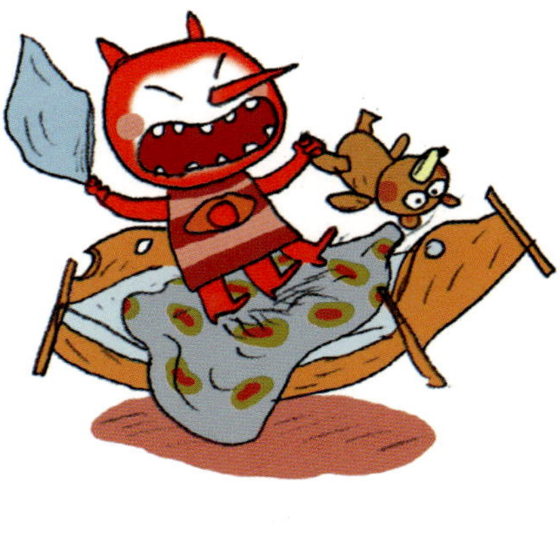

Conception graphique et réalisation :
Laurence Moinot
Conforme à la loi du 16 juillet 1949
sur les publications destinées à la jeunesse

ISBN : 2-09-202183-4
N° d'éditeur : 10121673
Dépôt légal : janvier 2005
Imprimé en France par Pollina - n° L95625

EN GRANDE FORME

LE SOMMEIL

Dr. Françoise Rastoin- Faugeron

Illustrations :
Benjamin Chaud

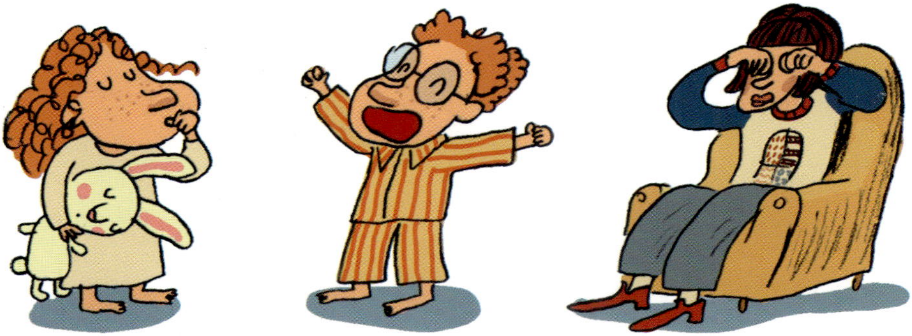

Nathan

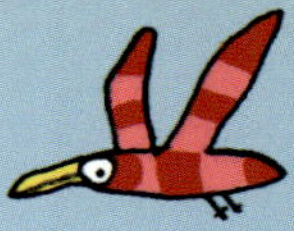

Sommaire

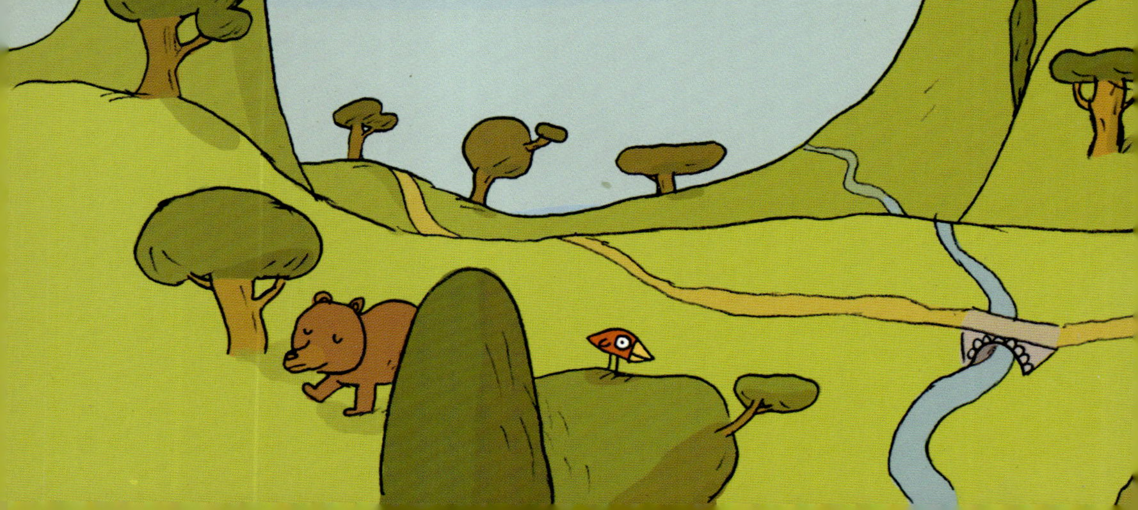

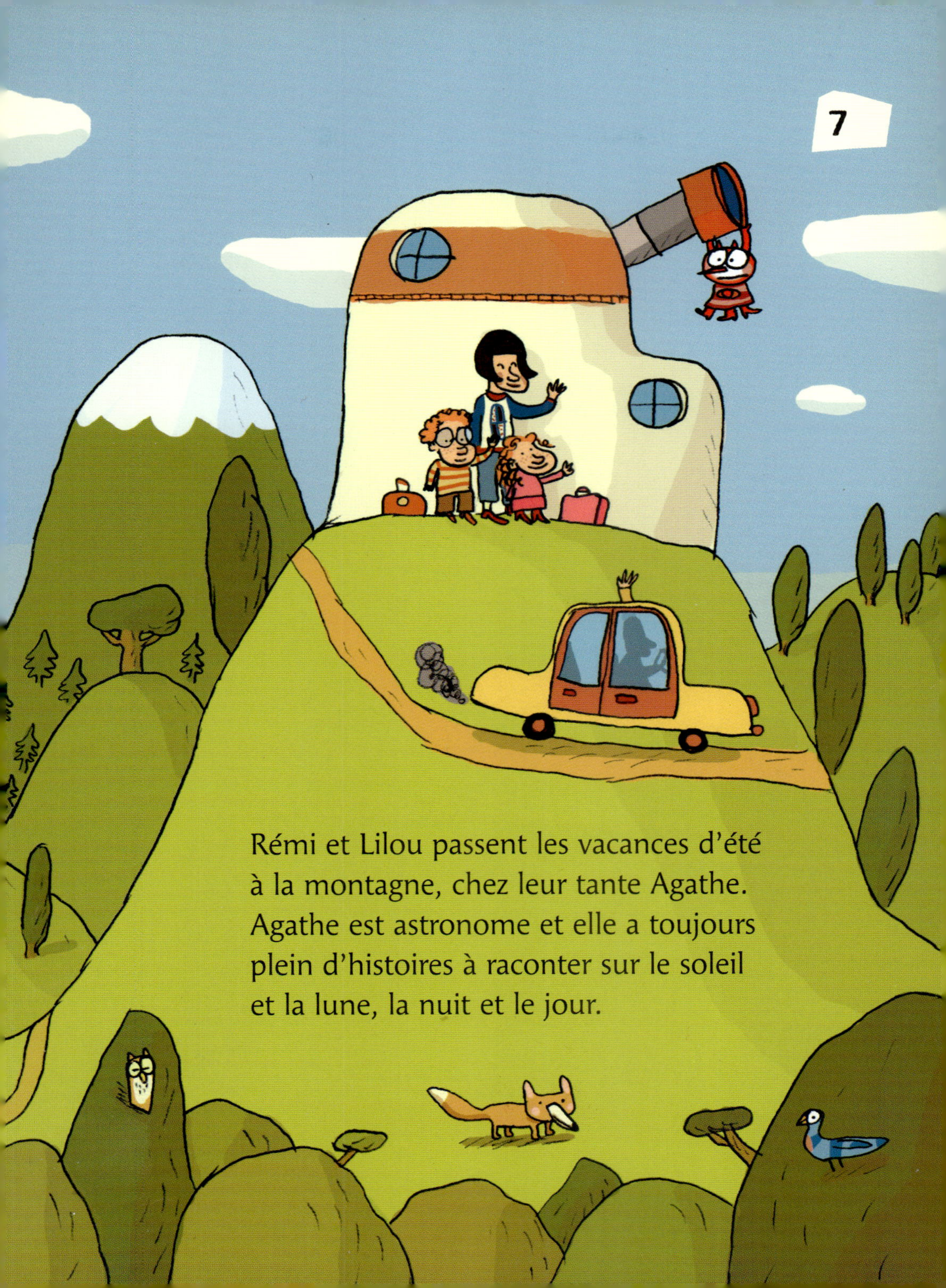

Rémi et Lilou passent les vacances d'été à la montagne, chez leur tante Agathe. Agathe est astronome et elle a toujours plein d'histoires à raconter sur le soleil et la lune, la nuit et le jour.

Un soir, Rémi et Lilou montent dans l'observatoire admirer le coucher du soleil.

– Mais où va le soleil quand il se couche ? demande Lilou. Est-ce qu'il dort en même temps que nous ?

– Non ! il ne dort pas, dit Agathe. Il passe derrière la terre et c'est pour cela qu'on ne le voit plus. Je vais vous expliquer pourquoi il y a le jour et la nuit.

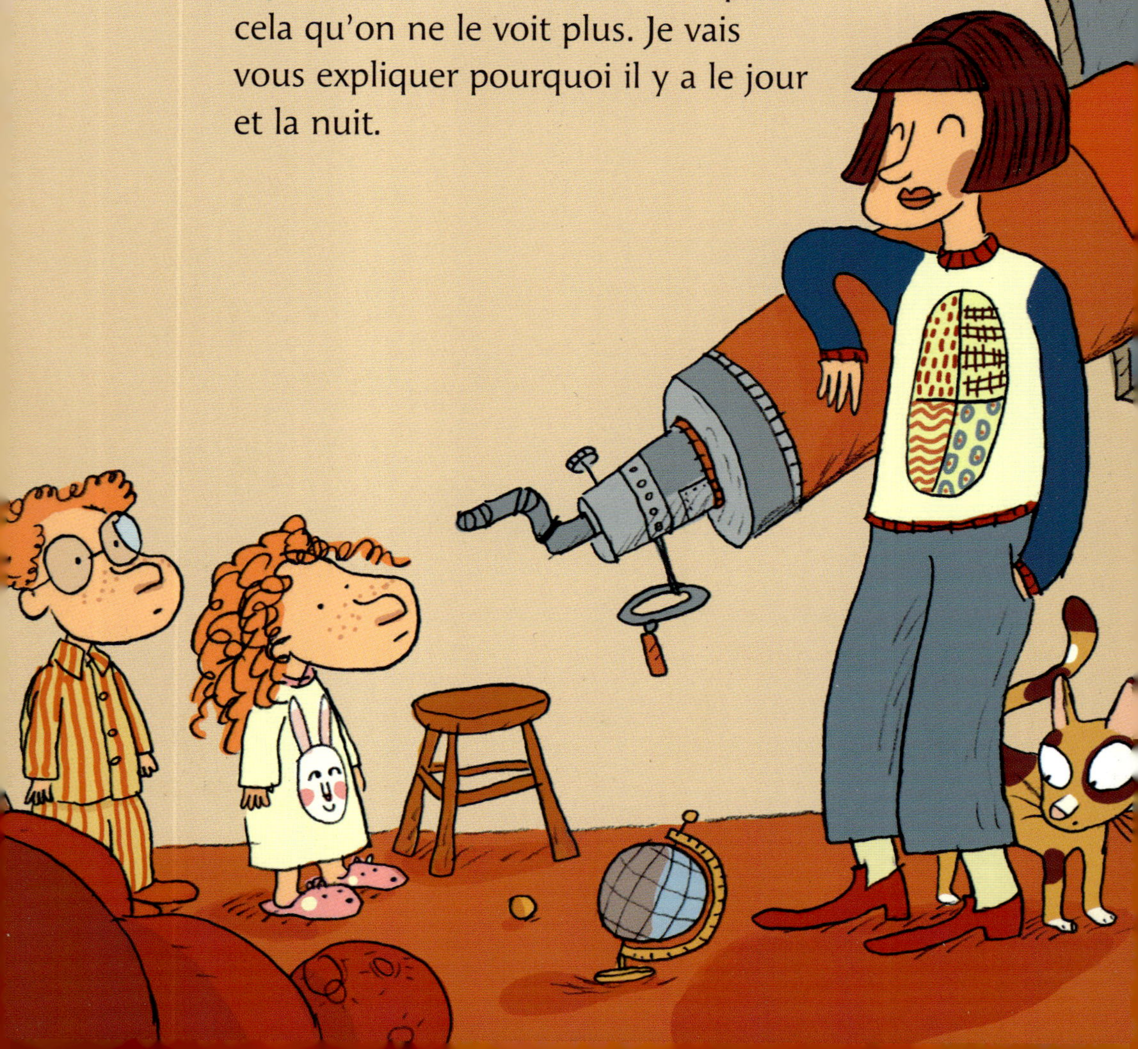

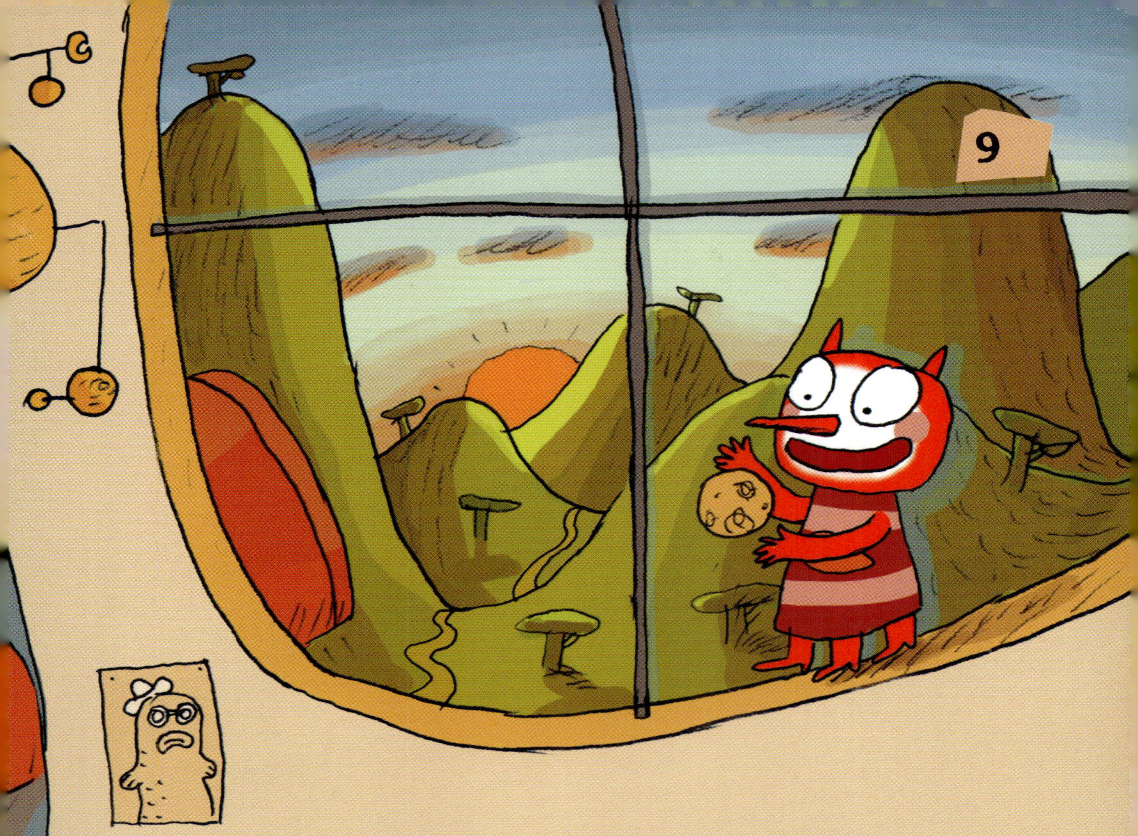

La boule bleue, c'est la Terre ; la lampe, c'est le Soleil. Et ça, c'est notre maison.

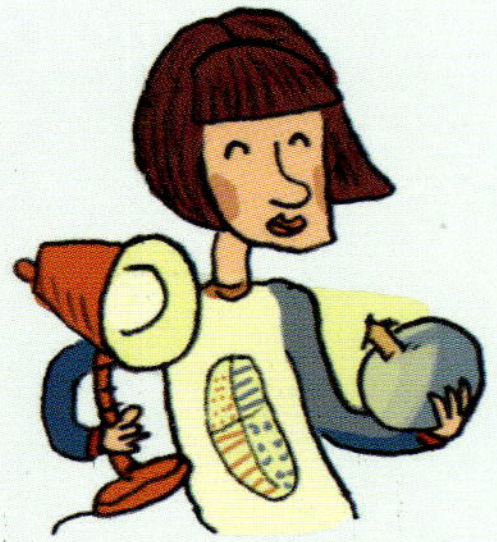

Quand le Soleil éclaire notre maison sur la Terre, il fait jour.

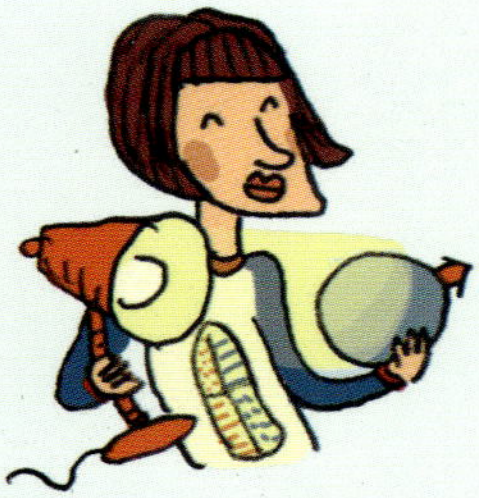

Quand la Terre a tourné et que le Soleil n'éclaire plus notre maison, il fait nuit.

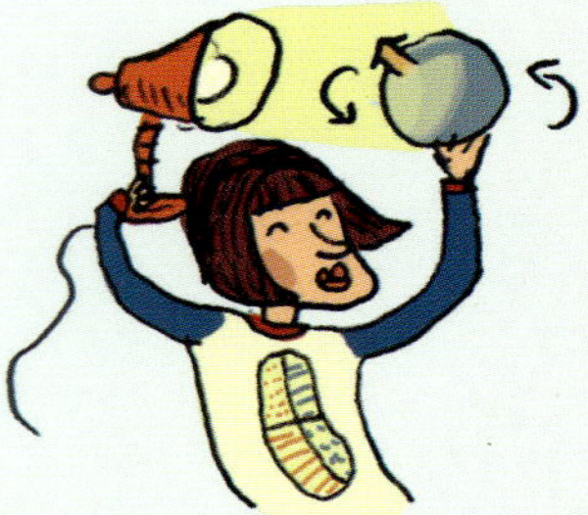

Comme une toupie, la Terre tourne sur elle-même devant le Soleil. Elle fait un tour complet en un jour et une nuit.

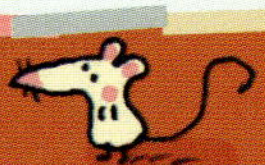

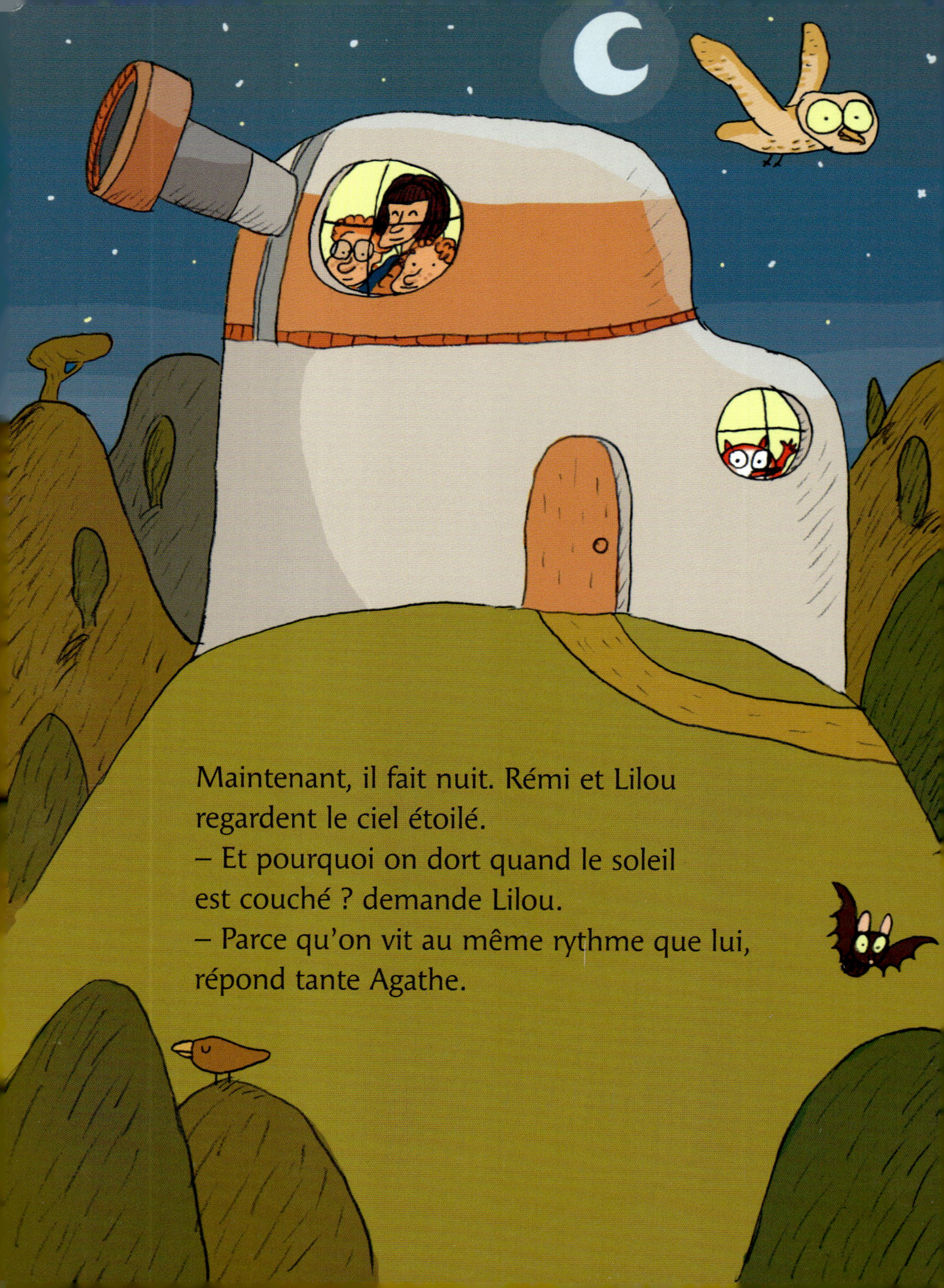

Maintenant, il fait nuit. Rémi et Lilou regardent le ciel étoilé.

– Et pourquoi on dort quand le soleil est couché ? demande Lilou.

– Parce qu'on vit au même rythme que lui, répond tante Agathe.

Pourquoi on dort la nuit ?

Pendant très longtemps, il n'y avait pas de chauffage, ni d'électricité. Les hommes avaient besoin de la chaleur et de la lumière du soleil pour se chauffer et travailler. Ils se levaient et se couchaient en même temps que lui.

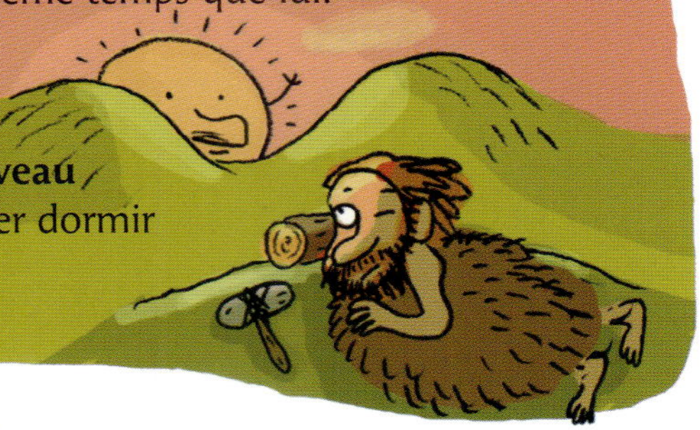

C'est pourquoi, chaque soir, le **cerveau** nous rappelle qu'il est l'heure d'aller dormir et il donne le signal du sommeil.

Et comment font les infirmières de nuit ?

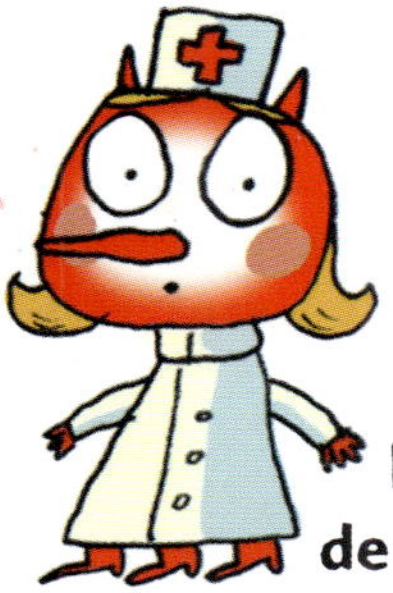

Quand on doit travailler la nuit, le corps est obligé de s'adapter et on dort le jour.

Quels sont les métiers où l'on est parfois obligé de travailler la nuit ?

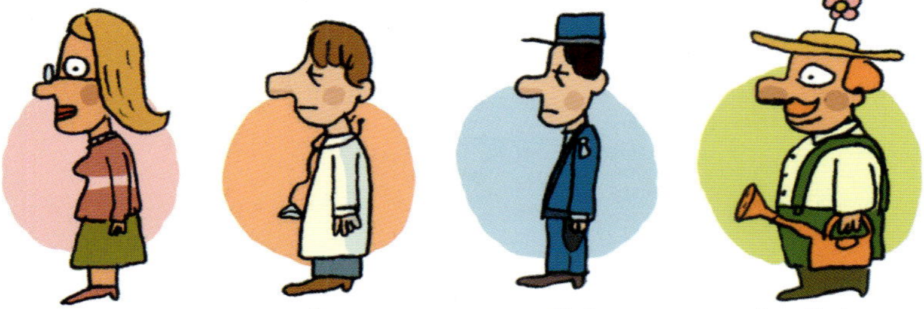

maîtresse médecin policier jardinier

Réponse : la maîtresse et le jardinier travaillent le jour ; le médecin et le policier peuvent travailler de jour comme de nuit.

– Quelle heure est-il ? demande Agathe. Vous avez l'air fatigués.
– Il est neuf heures, répond Rémi.
– Neuf heures ! C'est l'heure d'aller se coucher, dit tante Agathe. Le train du sommeil vous attend.

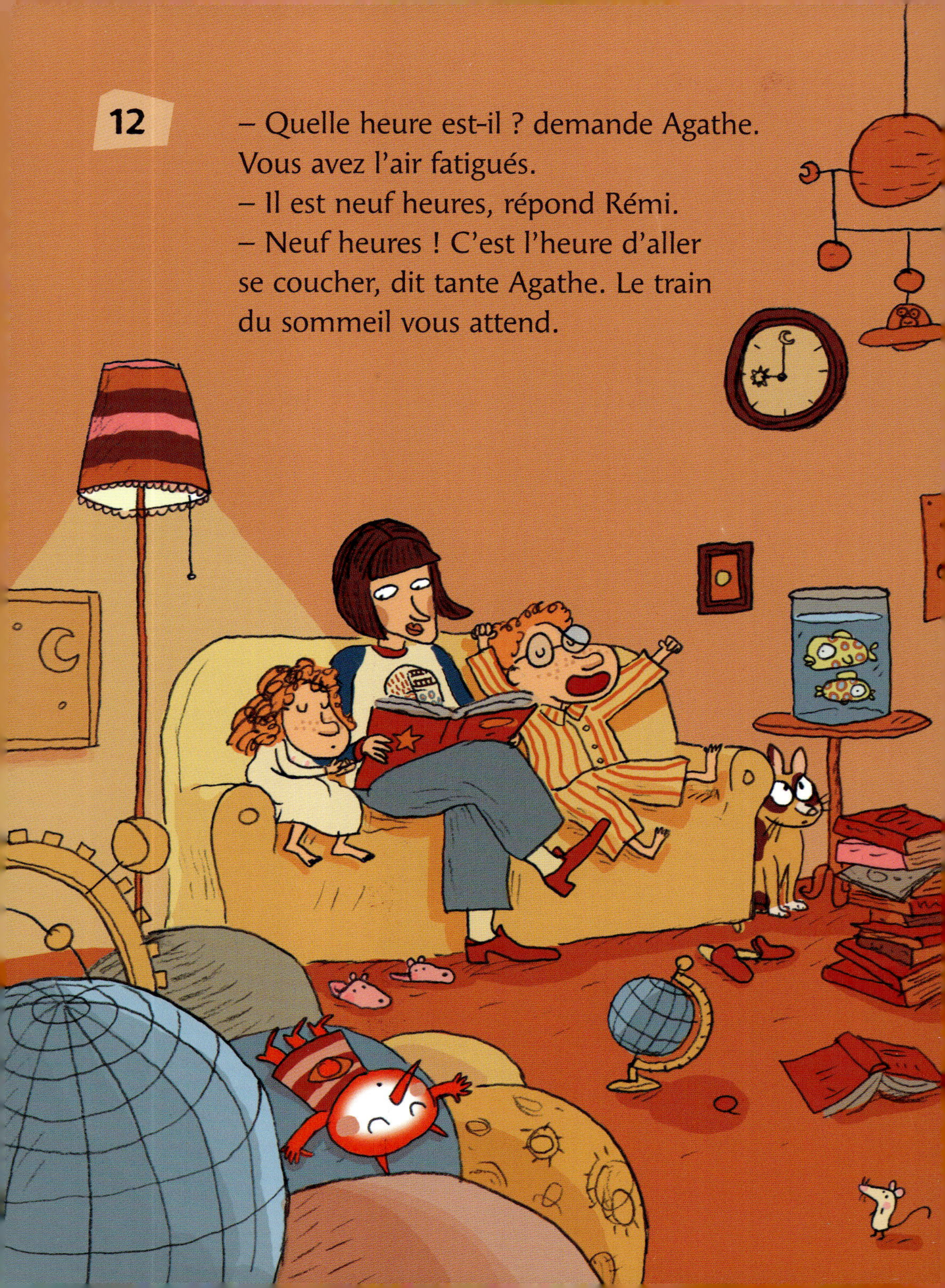

À quoi ça sert de dormir ?

Du matin au soir, ton corps n'arrête pas de travailler : quand tu joues, quand tu apprends, quand tu manges... Pour te reposer de tout cela, tu dors. Quand c'est le moment pour toi d'aller te coucher, ton corps se prépare et il faut savoir l'écouter.

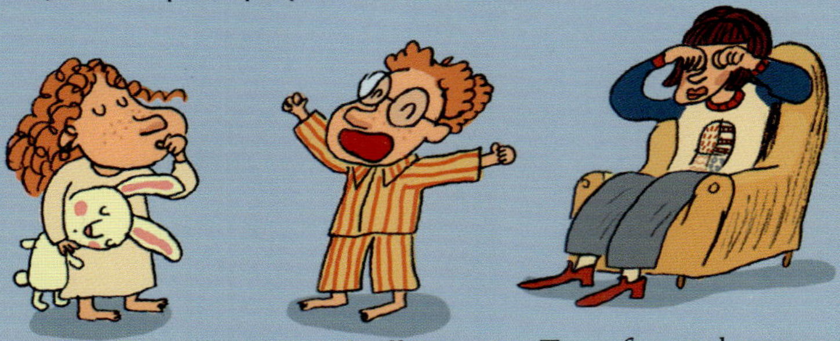

Tu prends ton pouce ou ton doudou.

Tu bâilles.

Tu te frottes les yeux.

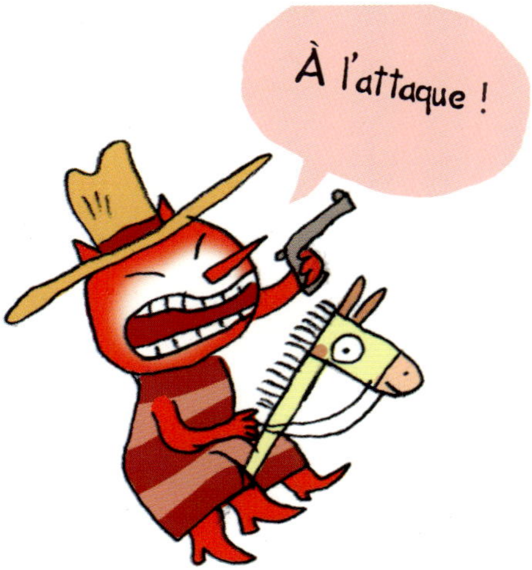

Quand tu te prépares à dormir, il faut éviter de t'agiter. Il faut éviter le bruit aussi.

Devinette

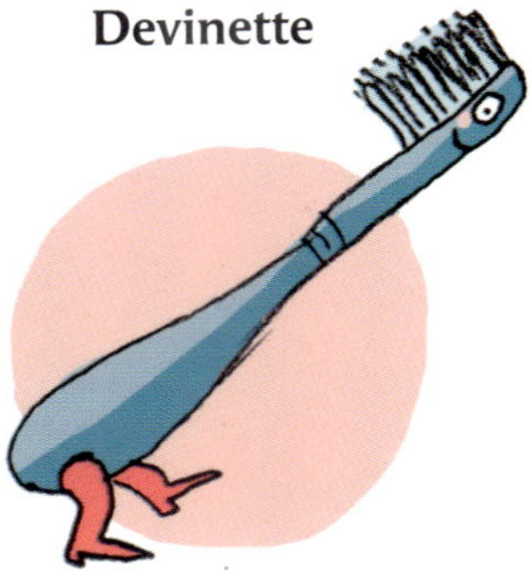

J'ai des poils,
je ne marche pas à 4 pattes,
et tu as rendez-vous
tous les soirs avec moi avant
d'aller te coucher. Qui suis-je ?

Réponse : la brosse à dents.

– Le train du sommeil nous emmène pour un beau voyage de nuit, raconte tante Agathe.

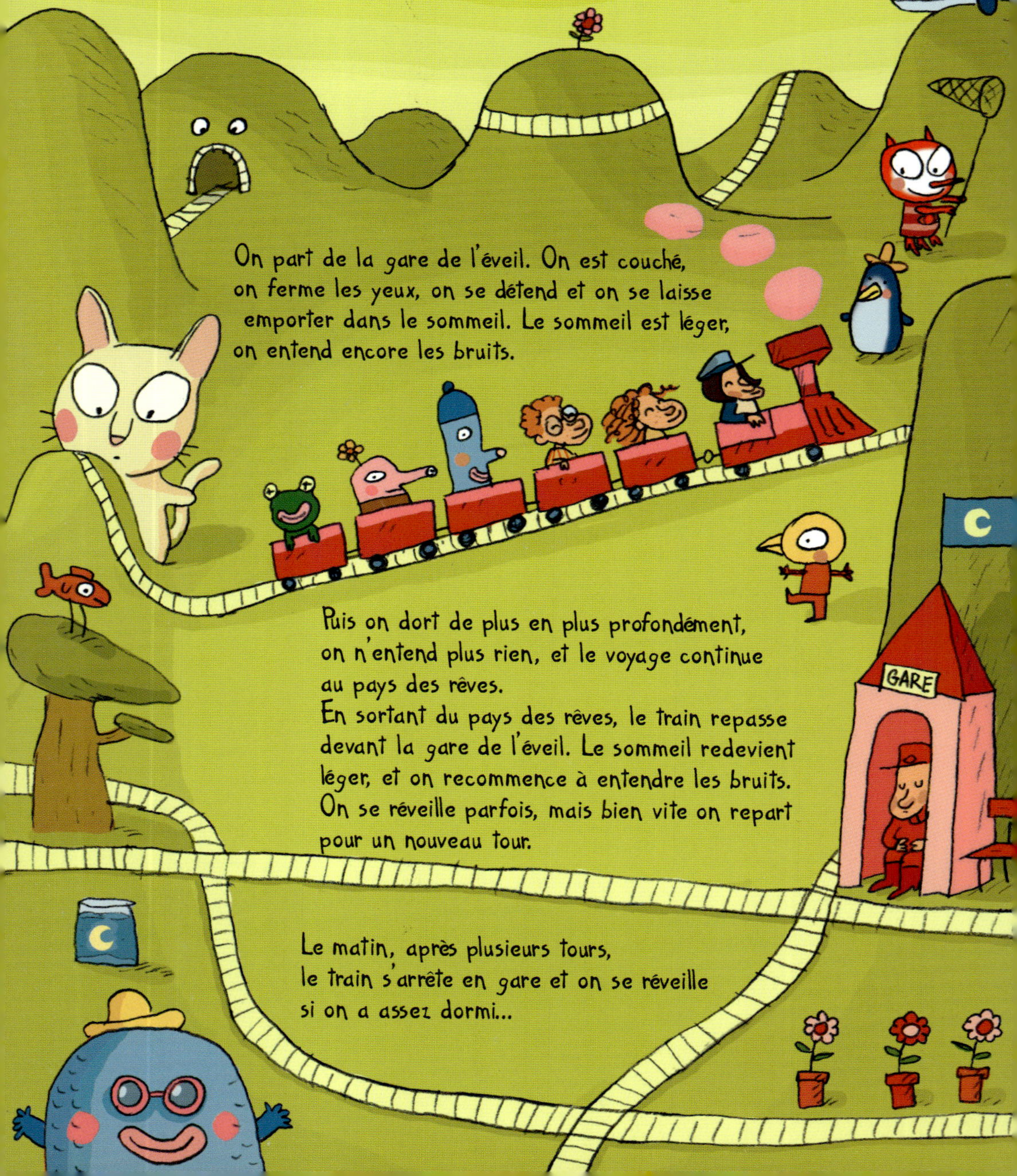

On part de la gare de l'éveil. On est couché, on ferme les yeux, on se détend et on se laisse emporter dans le sommeil. Le sommeil est léger, on entend encore les bruits.

Puis on dort de plus en plus profondément, on n'entend plus rien, et le voyage continue au pays des rêves.
En sortant du pays des rêves, le train repasse devant la gare de l'éveil. Le sommeil redevient léger, et on recommence à entendre les bruits. On se réveille parfois, mais bien vite on repart pour un nouveau tour.

Le matin, après plusieurs tours, le train s'arrête en gare et on se réveille si on a assez dormi...

Que se passe-t-il quand on dort ? 15

Pendant la nuit, il se passe plein de choses dans ton corps.

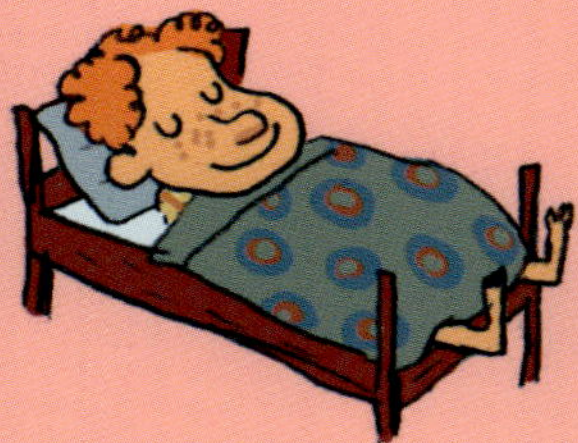

Tu grandis.

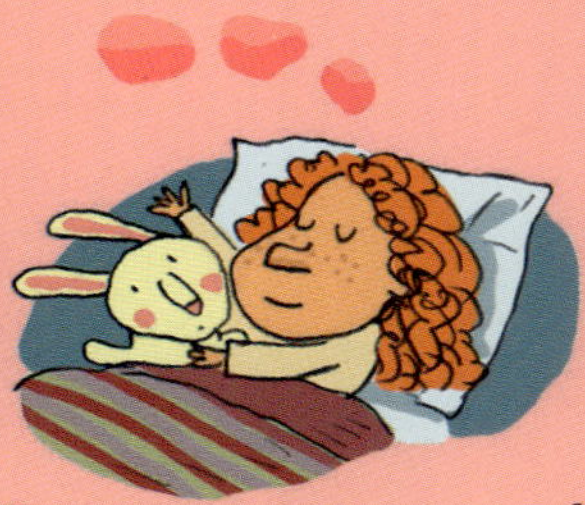

Ton **cerveau** range ce qu'il a appris.

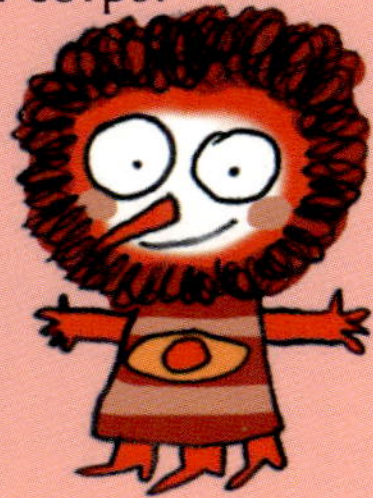

Les cheveux, la barbe, les ongles poussent plus vite.

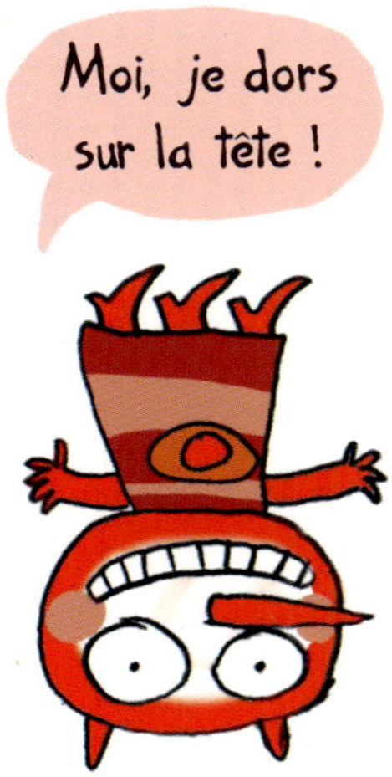

Pour dormir, chacun choisit sa position préférée.

Beaucoup d'animaux dorment couchés, comme nous. Parmi ces animaux, quels sont ceux qui peuvent dormir debout ?

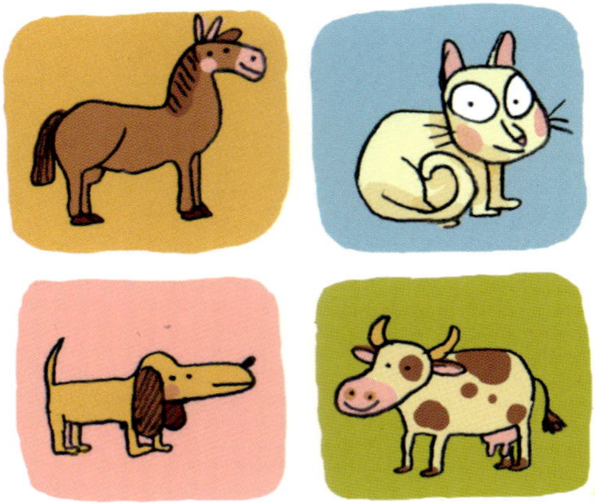

Réponse : le cheval et la vache.

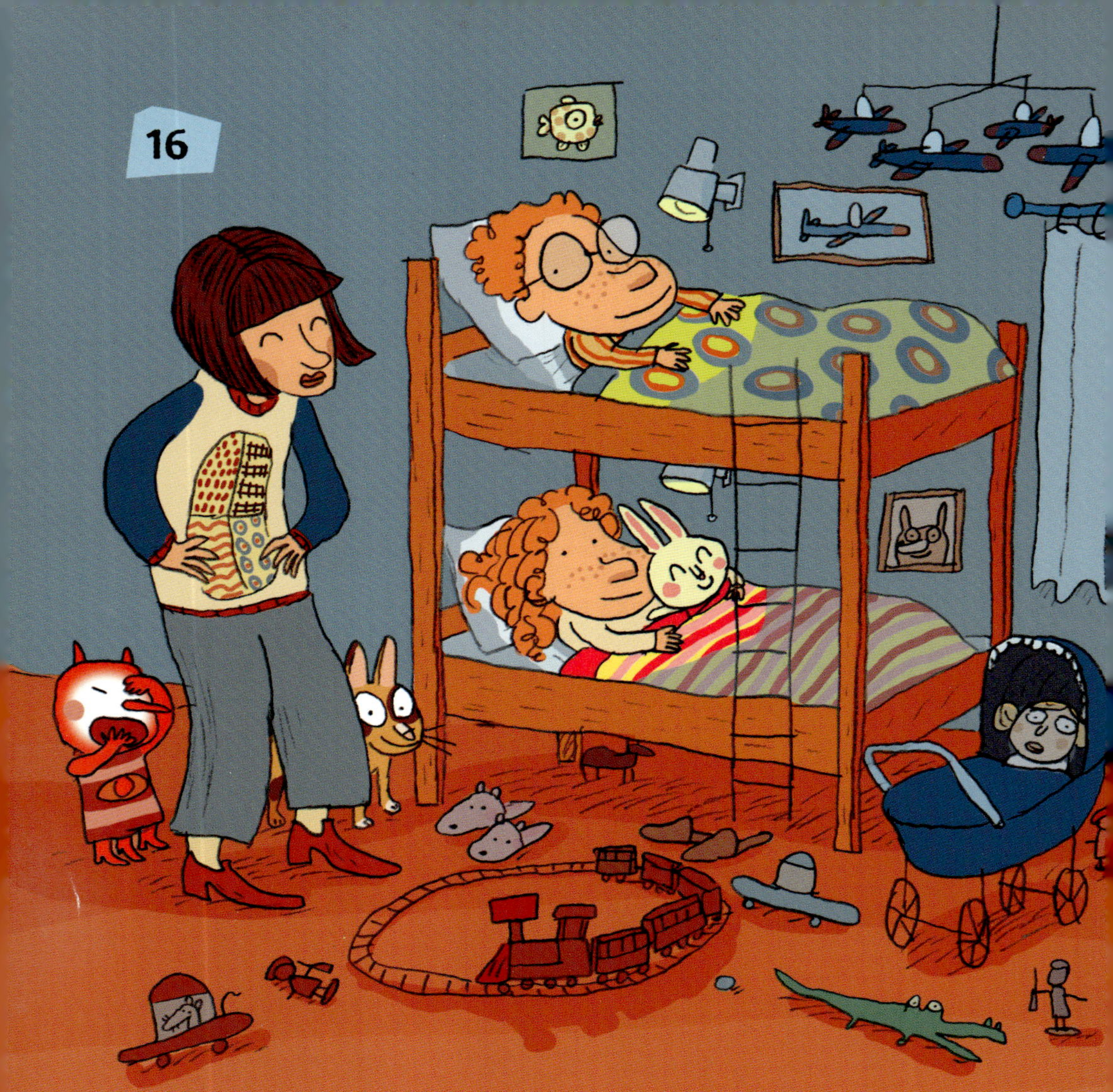

Lilou et Rémi vont alors se coucher dans la chambre que tante Agathe leur a préparée.
Ils sont contents de retrouver leurs couettes douillettes et leurs jouets préférés.
– Un bon sommeil, ça se prépare... dit tante Agathe.

Comment se préparer à dormir ?

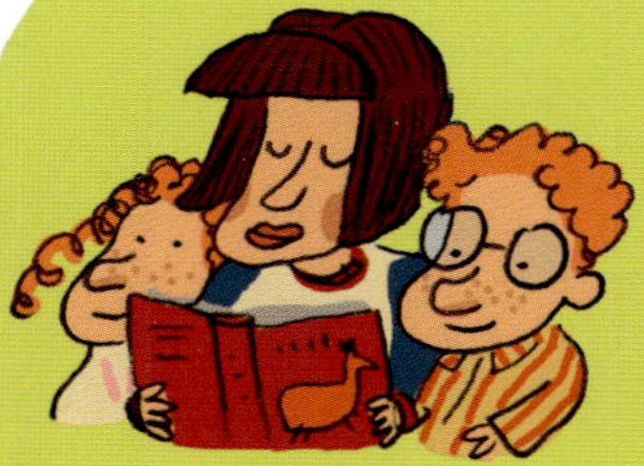

C'est le meilleur moment pour lire ou raconter une histoire.

Tu peux aussi parler de ce qui s'est passé pendant la journée.

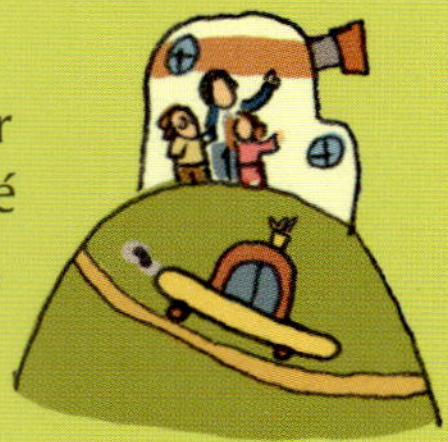

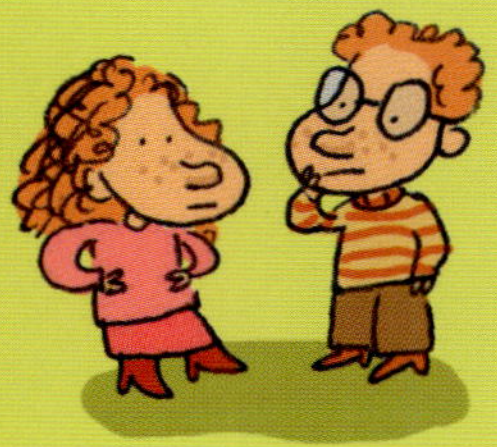

Ou encore raconter tes soucis, quand tu en as.

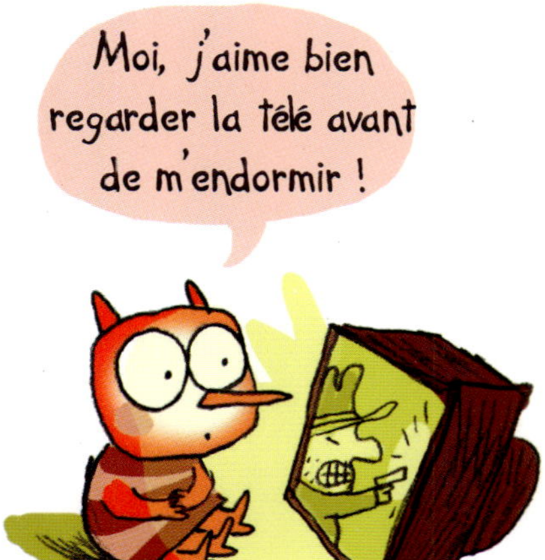
Moi, j'aime bien regarder la télé avant de m'endormir !

Ce n'est pas toujours le meilleur moment pour regarder la télévision.

Et toi, avant de t'endormir, que préfères-tu ?

- faire un câlin
- lire une histoire
- raconter ce que tu as fait dans la journée
- tout cela à la fois

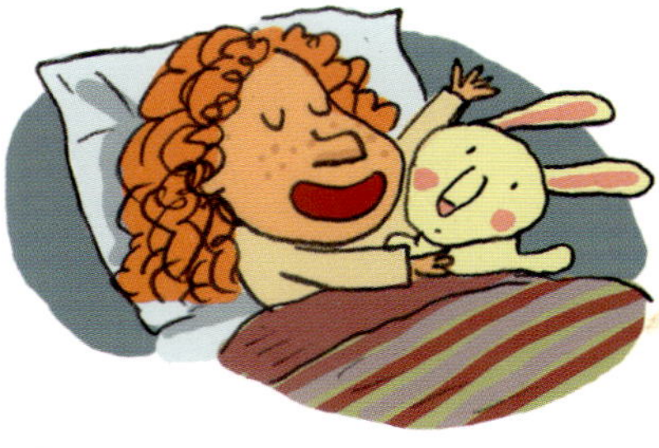

Rémi a du mal à s'endormir.
– J'ai peur de voir des monstres, dit-il.
– Il n'y a pas de monstres ! C'est une blague que te fait ton cerveau avant de t'endormir, explique tante Agathe. Ton esprit invente un film. Tu crois réellement voir quelque chose, mais en réalité cela n'existe pas. N'aie pas peur, je suis là, endors-toi vite.

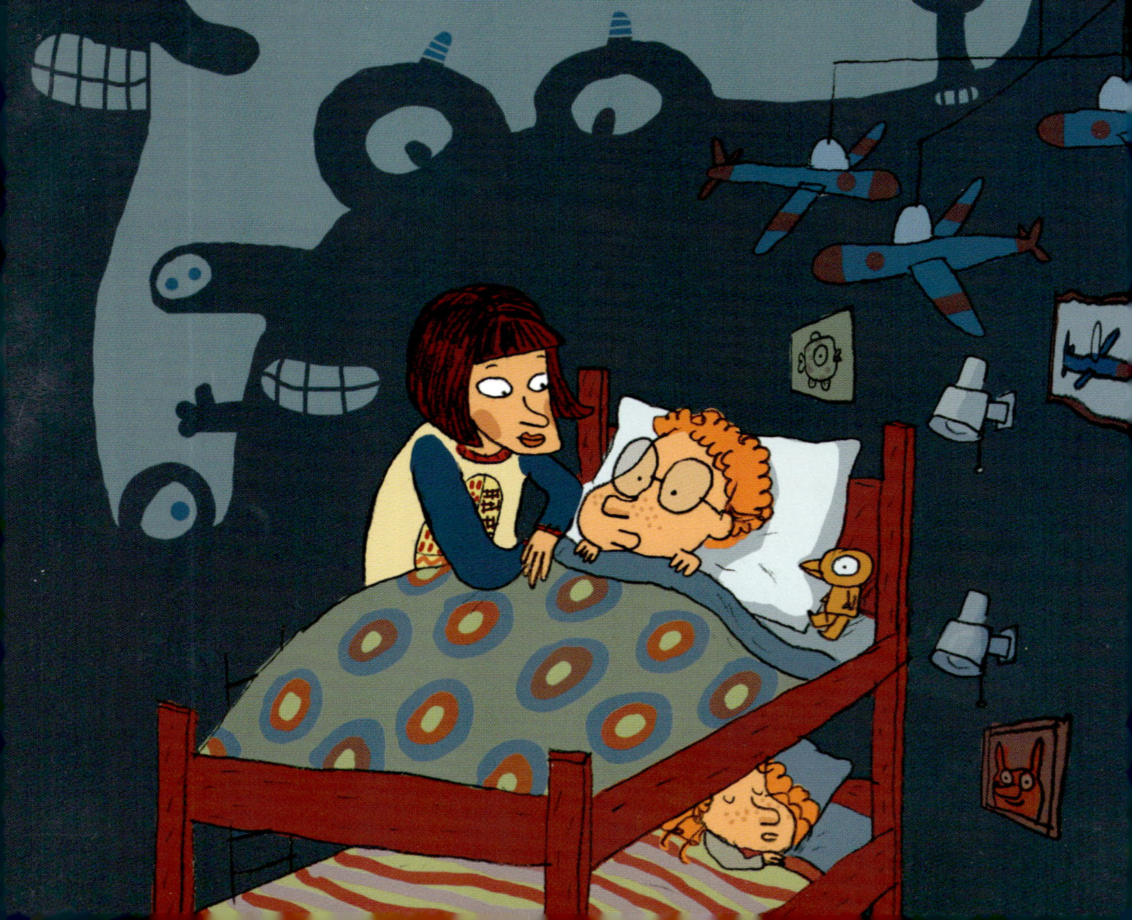

Que faut-il faire quand on a peur avant de s'endormir ? 19

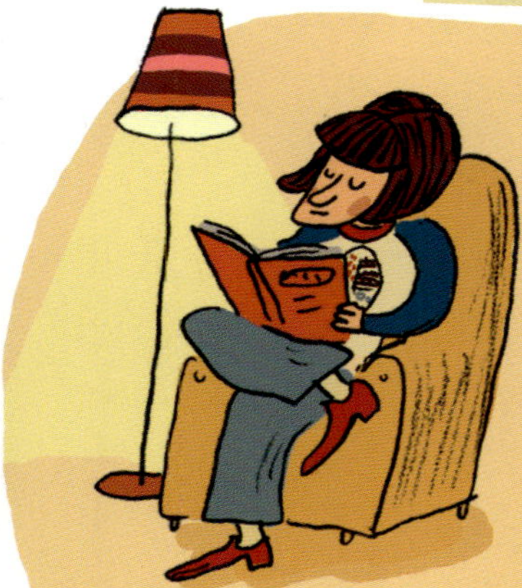

Dis-toi que les adultes veillent sur toi et que tu ne crains rien.

Pense à des choses que tu aimes bien.

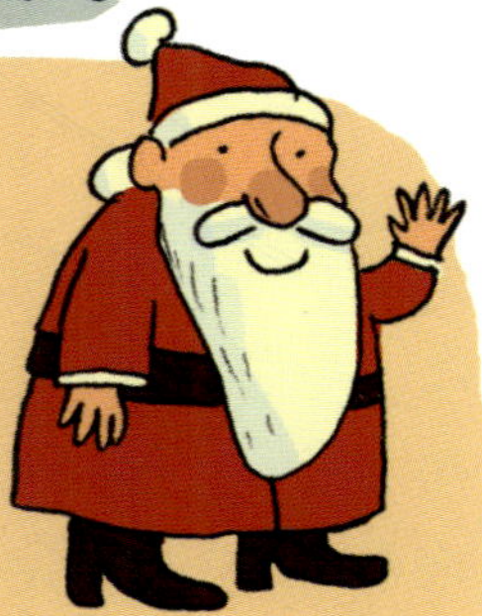

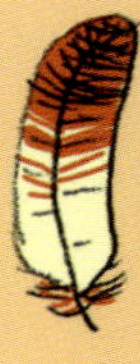

Ou essaie de te faire léger comme une plume.

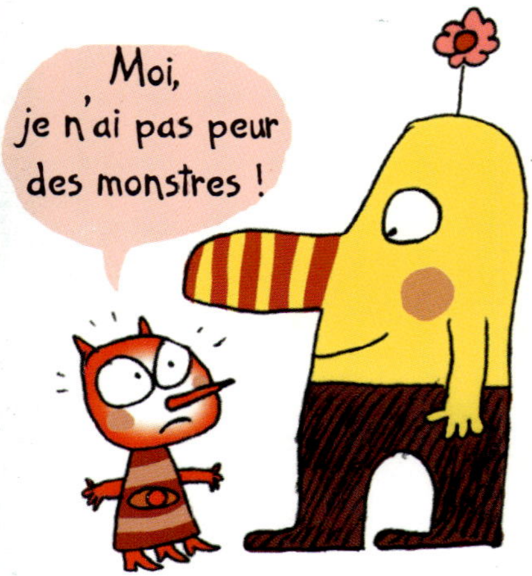

Les monstres, c'est pour les histoires, ça n'existe pas.

Différences

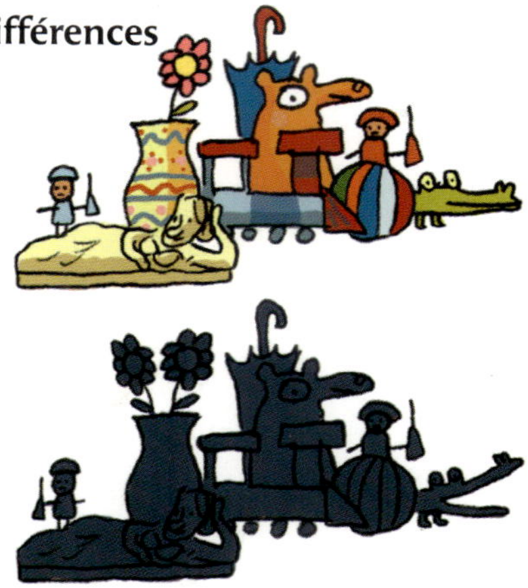

Ces deux dessins sont les mêmes.
L'un est éclairé, l'autre pas.
Trois différences se sont glissées dans le deuxième : retrouve-les.

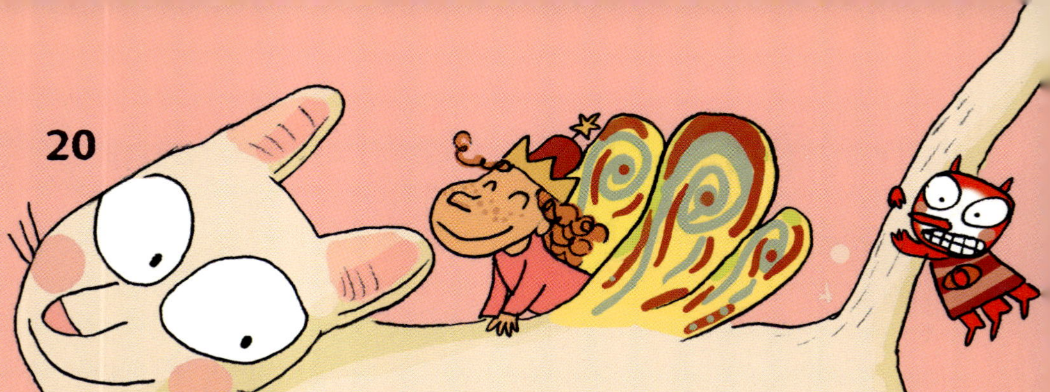

Le lendemain, Rémi et Lilou
se réveillent en pleine forme.
– J'ai rêvé que j'étais une princesse, dit Lilou.
Je vivais dans un grand château. J'avais une petite chatte toute blanche qui parlait avec moi.
– Moi, je n'ai pas rêvé, dit Rémi.
– C'est parce que tu ne te rappelles pas tes rêves, dit tante Agathe. On rêve toujours pendant qu'on dort. Parfois, on s'en souvient, parfois non.

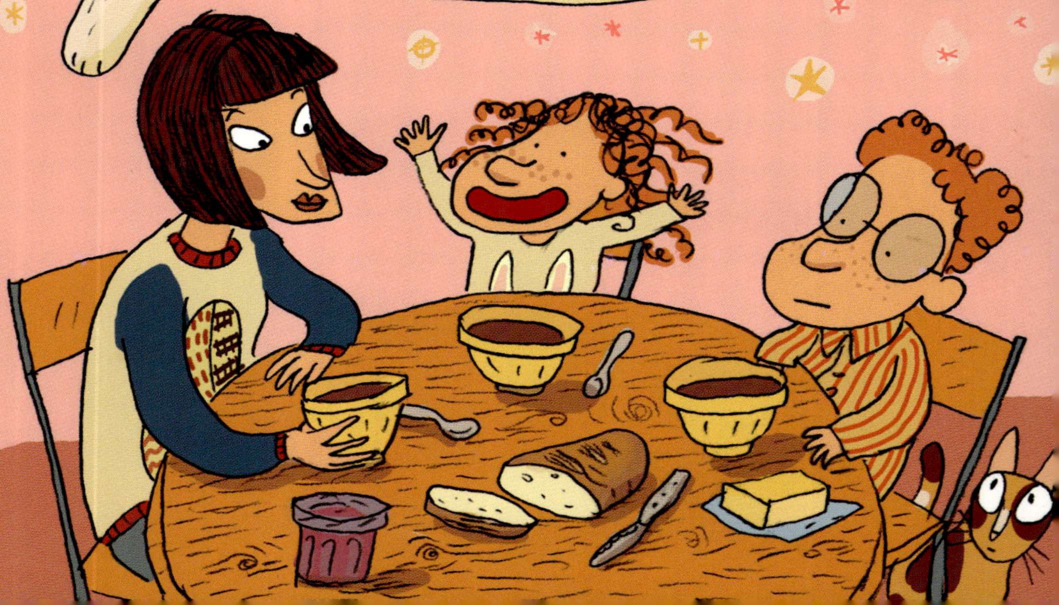

Pourquoi on rêve ?

En rêvant, tu reposes ton **esprit**
et tu mets en ordre ce que tu as appris.

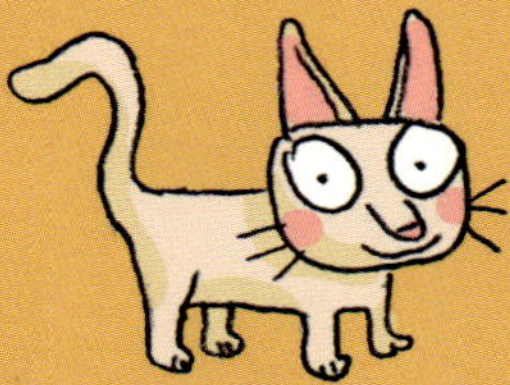

Les **rêves** peuvent être agréables.

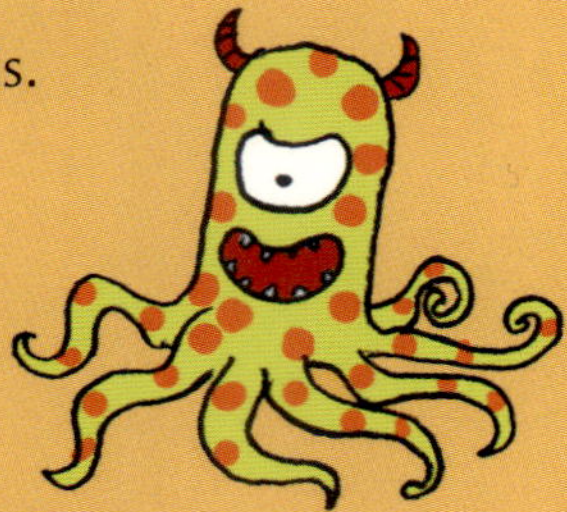

Ou très désagréables,
comme les **cauchemars**.

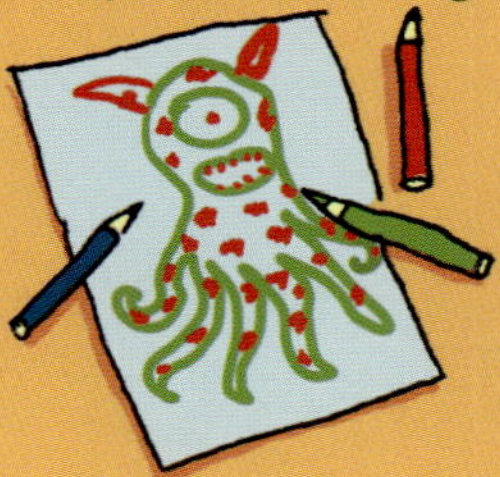

Si un **cauchemar** t'a fait peur
et que tu t'en souviens le lendemain,
il vaut mieux le raconter ou le dessiner.

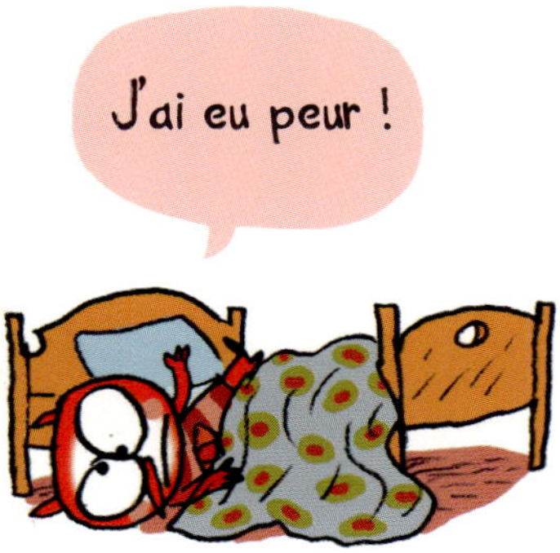

Quand le cauchemar est trop pénible, il peut te réveiller.

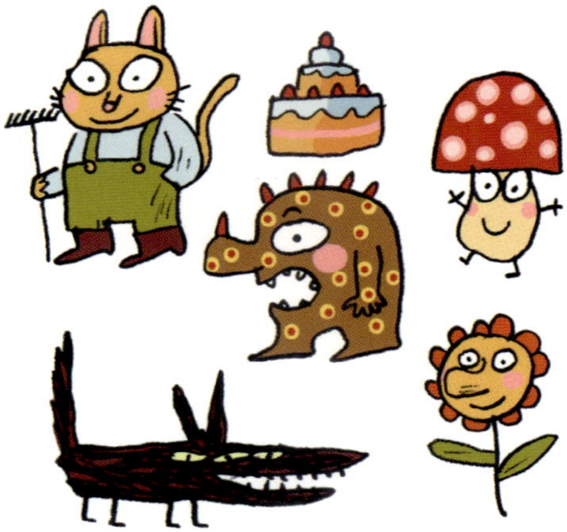

Montre, parmi ces images,
les images de rêves et de cauchemars.

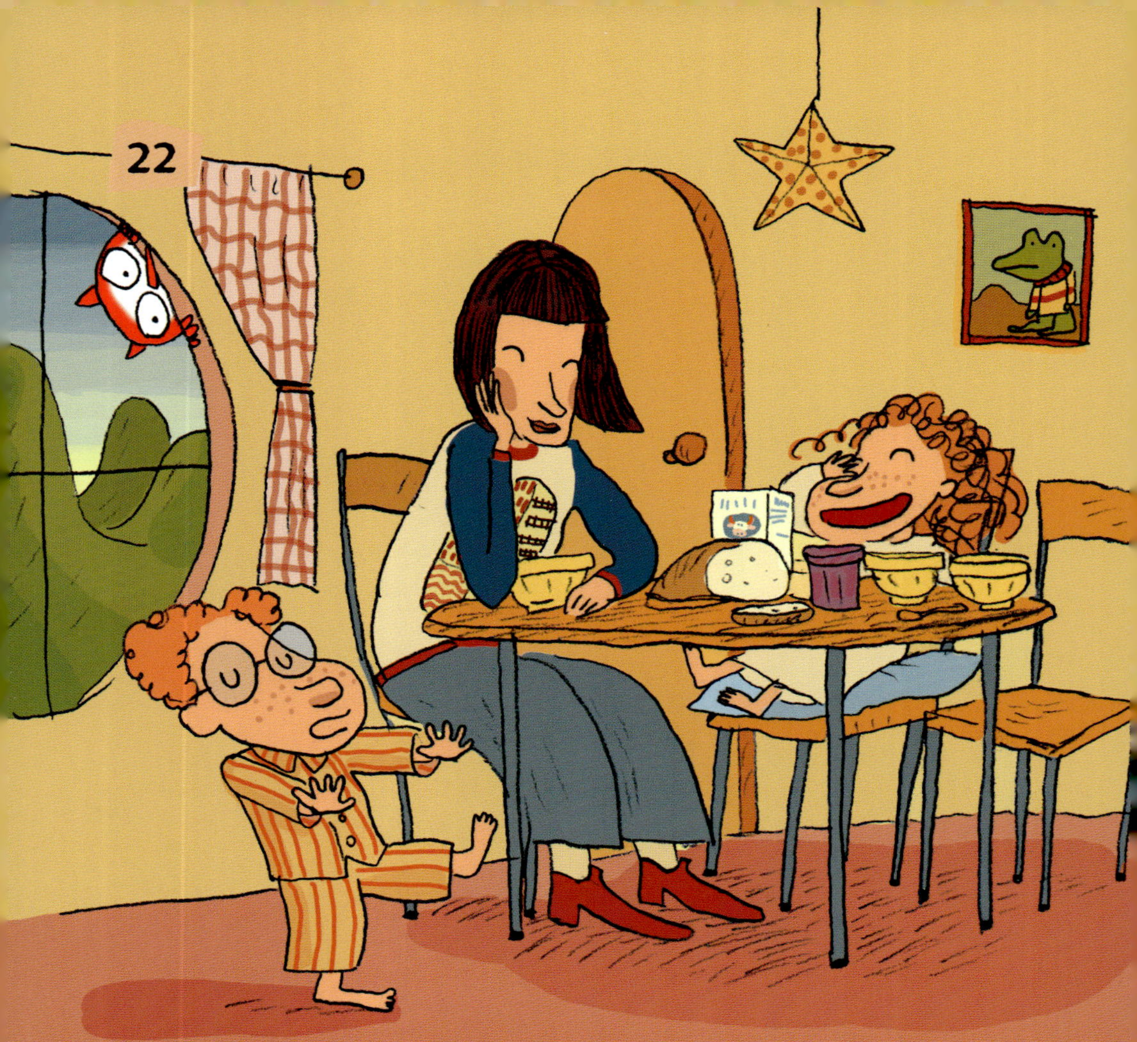

– Un jour, en classe de nature, raconte Rémi, on a vu un copain qui marchait en dormant. On lui parlait, il nous répondait n'importe quoi et puis il est revenu se coucher. On a bien rigolé !

– Et bien moi, dit Lilou, j'ai une copine qui fait pipi au lit.

Tante Agathe sourit.

– Ils en ont des aventures vos copains, quand ils dorment !

Petites mésaventures du sommeil

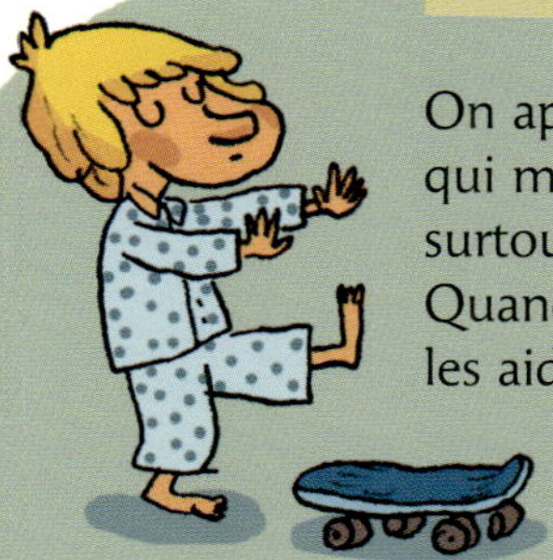

On appelle somnambules les gens qui marchent en dormant. Il ne faut surtout pas les réveiller.
Quand c'est nécessaire, il faut juste les aider à revenir se coucher.

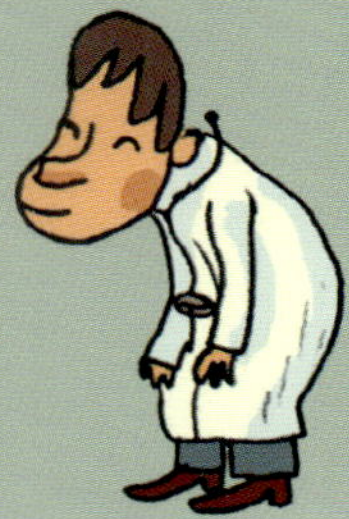

Quand on fait pipi au lit la nuit, c'est qu'on ne sait pas se retenir. Le médecin peut apprendre comment il faut faire.

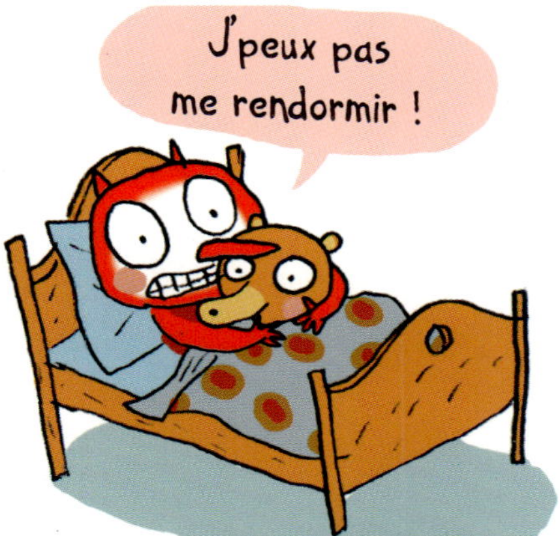

Quand tu n'arrives pas à te rendormir, après un cauchemar par exemple, il faut revenir à la réalité. Regarde ta chambre, tes jouets, prends ton doudou.

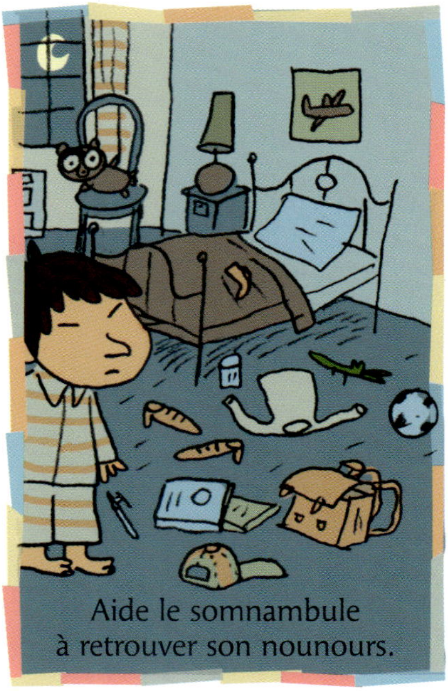

Aide le somnambule à retrouver son nounours.

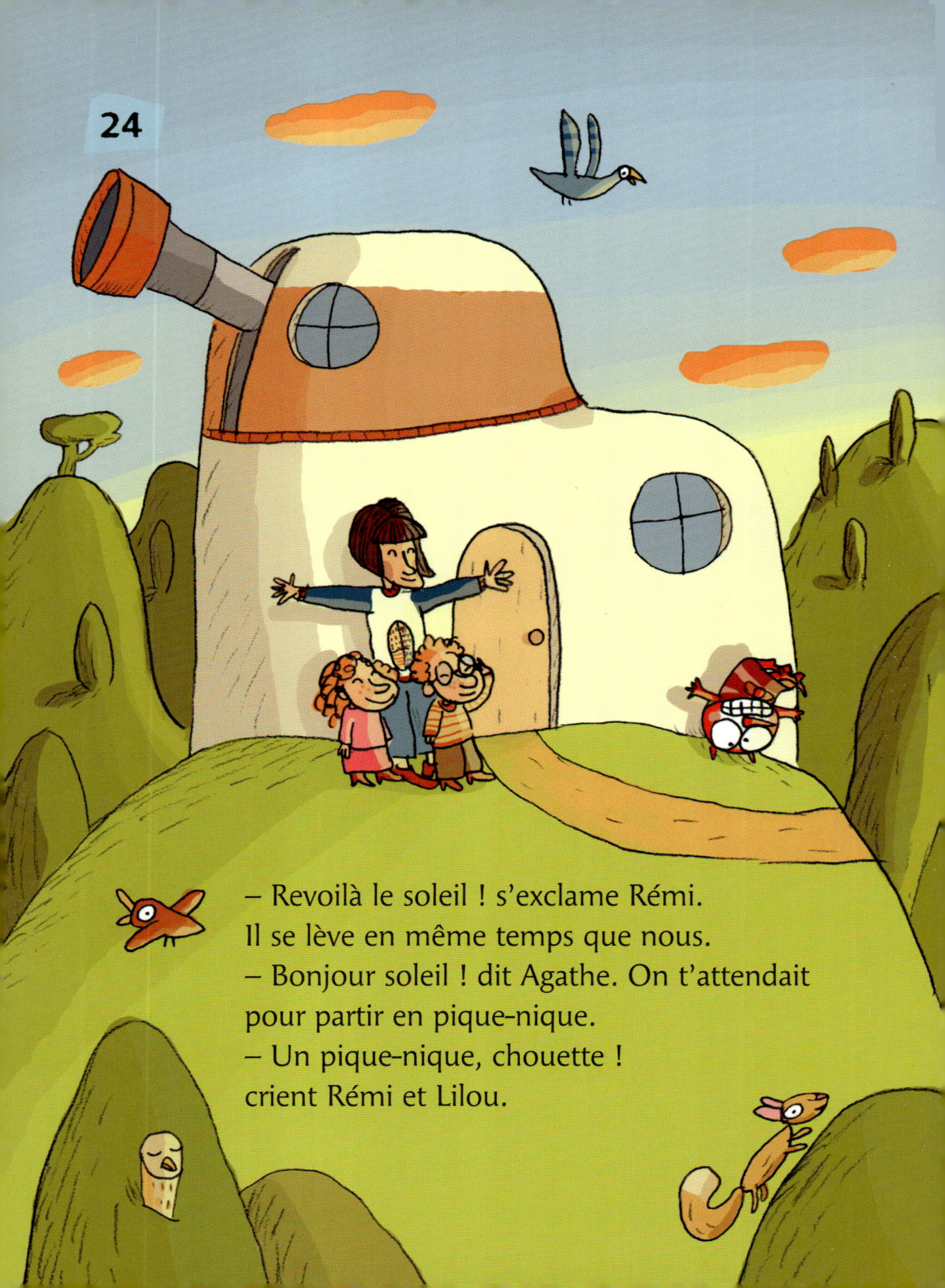

– Revoilà le soleil ! s'exclame Rémi.
Il se lève en même temps que nous.
– Bonjour soleil ! dit Agathe. On t'attendait pour partir en pique-nique.
– Un pique-nique, chouette !
crient Rémi et Lilou.

Pourquoi on fait la sieste ?

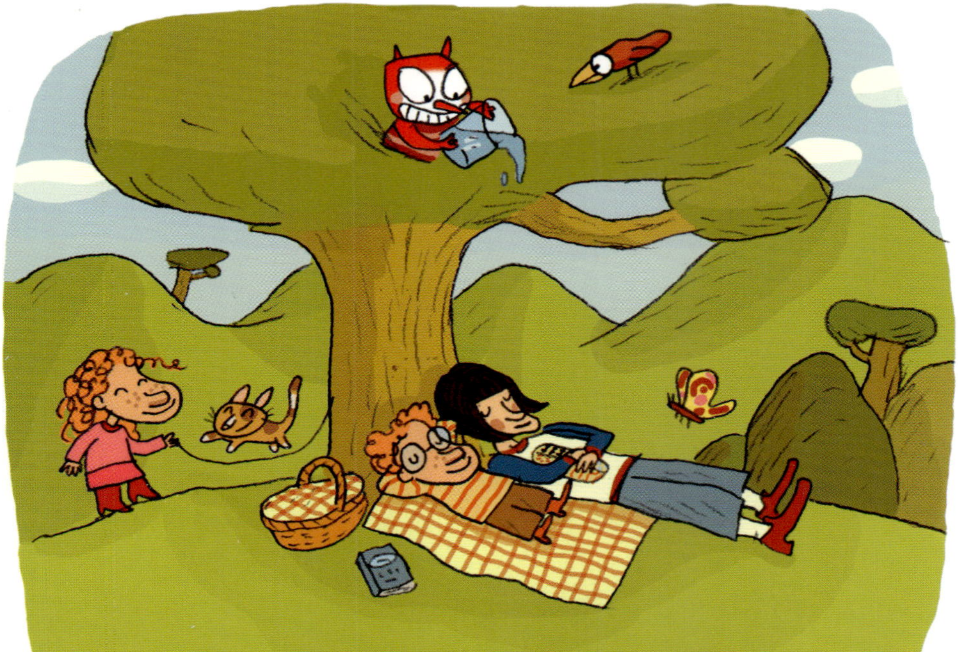

Il est parfois nécessaire de se reposer aussi le jour. Il faut écouter les messages du **cerveau**.

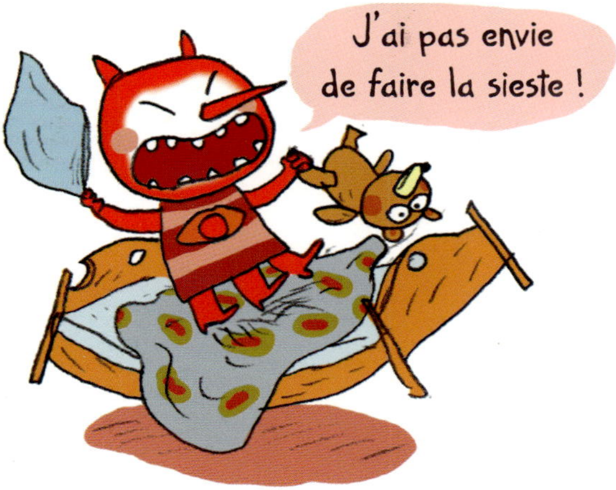

Quand tu fais la sieste, c'est que tu as besoin de dormir. Le jour aussi, tu prépares ta nuit...

La journée de Rémi et Lilou

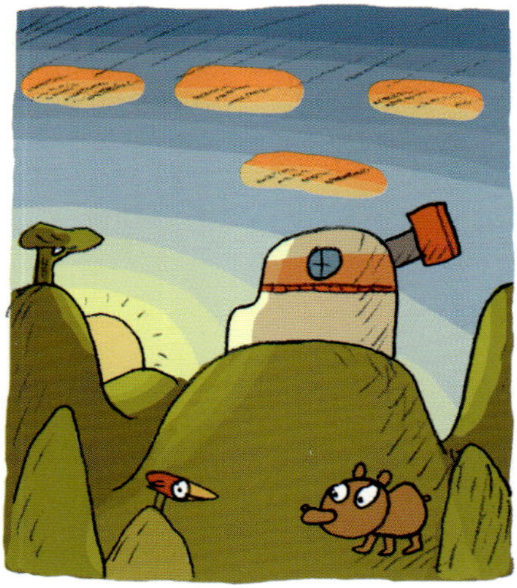

Le soleil se lève.

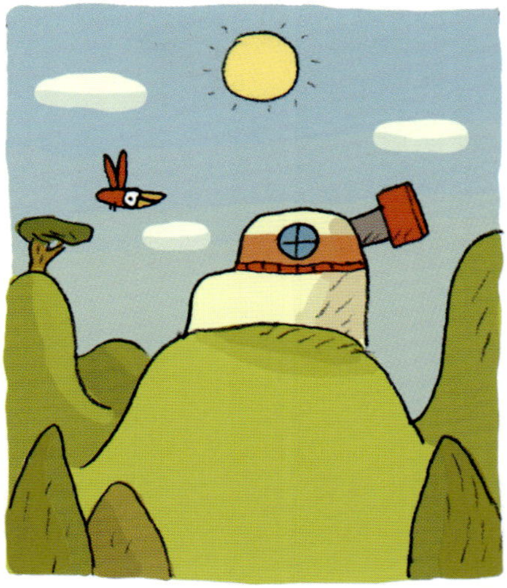

Le soleil est haut dans le ciel.

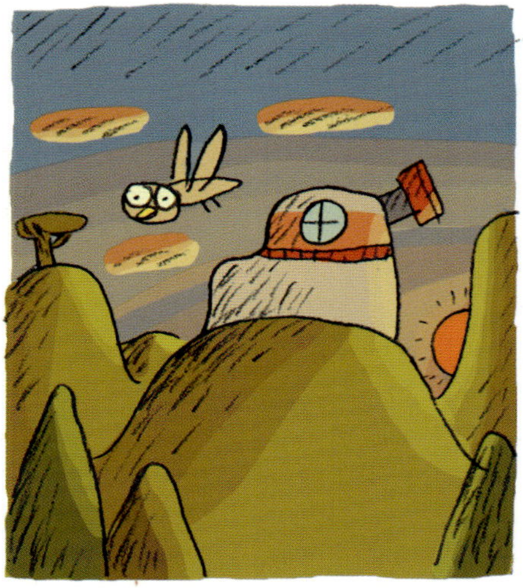

Le soleil se couche.

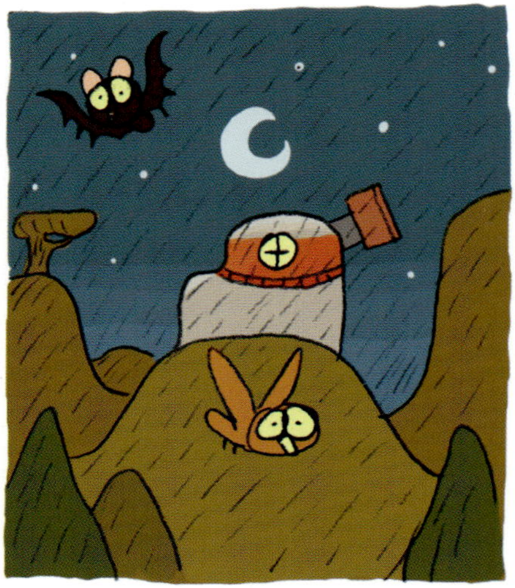

Le soleil est couché.

Raconte ce que font Rémi et Lilou dans ces scènes.
Peux-tu dire où se trouve le soleil dans le ciel et à quel moment de la journée ces scènes se situent ?

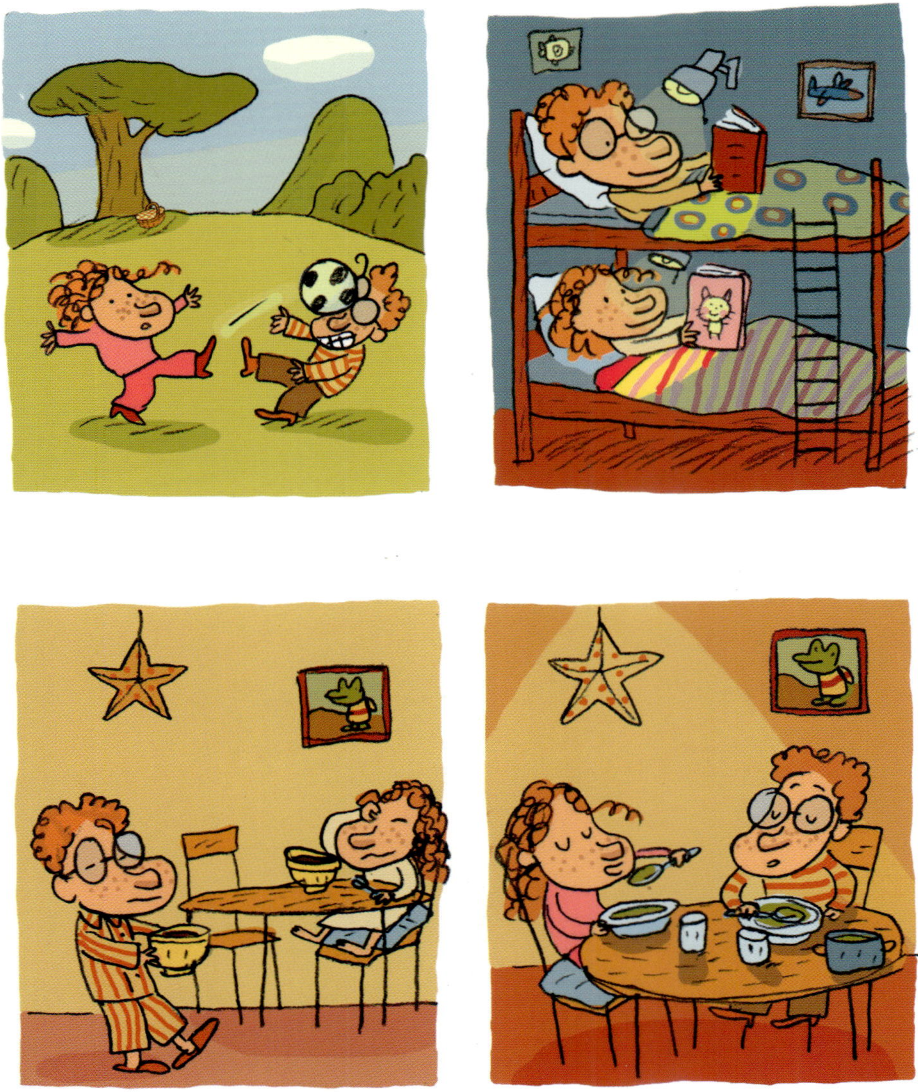

Les mots difficiles

Les mots en gras dans le texte sont expliqués ici.

Astronome
Personne qui observe et étudie le ciel et les astres. Le Soleil, la Lune, les étoiles, les planètes sont des astres.

Cauchemar
Rêve pénible qui nous fait peur et nous met mal à l'aise.

Cerveau
Situé dans la tête, il dirige notre corps. C'est lui qui commande tout ce que nous faisons : respirer, manger, bouger, jouer, sentir... ou dormir.

Esprit
Ce qui nous permet de penser et de comprendre.

Observatoire
Endroit où travaille l'astronome. Grâce à une lunette spéciale, le télescope, l'astronome peut observer les astres et prendre des photos.

Rêve
Images qui se présentent à l'esprit pendant qu'on dort.

Rythme
Désigne le fait que quelque chose apparaît, disparaît et réapparaît... et ainsi de suite. Faire les choses au même rythme, c'est les faire en même temps. Par exemple, quand le soleil est couché, nous aussi. On dit qu'on vit au même rythme que lui.